Seniorenbeschäftigung Rätsel

Umschreibung Winter

Wie heißt das gesuchte Wort?

Casilda Berlin

Weitere Bücher für Senioren von Casilda Berlin:

Umschreibung Tiere – Wie heißt das gesuchte Tier? Band 1
Seniorenbeschäftigung Rätsel
ISBN-13: 978-1978395756

Umschreibung Gegenstände – Wie heißt der gesuchte Gegenstand?
Seniorenbeschäftigung Rätsel
ISBN-13: 978-1978430990

Umschreibung Blumen und Garten – Wie heißt die Blume oder der Gegenstand?
Seniorenbeschäftigung Rätsel
ISBN-13: 978-1977997524

Umschreibung Alte Schätzchen – Wie heißt das gesuchte Wort?
Seniorenbeschäftigung Rätsel
ISBN-13: 978-1979365628

Umschreibung Essen und Trinken – Wie heißt die Speise oder das Getränk?
Seniorenbeschäftigung Rätsel
ISBN-13: 978-1984179555

Umschreibung Haushalt – Wie heißt das gesuchte Wort?
Seniorenbeschäftigung Rätsel
ISBN-13: 978-1985219472

Umschreibung Kleidung – Wie heißt das gesuchte Wort?
ISBN-13: 978-1986117074

Besuchen Sie die Autorin Casilda Berlin, und holen Sie sich
1 kostenloses ebook zum Ausmalen:

www.casilda-berlin.de

Alle Rechte vorbehalten.
Kein Teil des Werkes darf ohne vorherige schriftliche Genehmigung des Verlages reproduziert oder elektronisch gespeichert werden.

ISBN: 978-1726176736

Wie heißt das gesuchte Wort?

Viele Senioren lösen gerne Rätsel, auch dann, wenn die grauen Zellen etwas nachgelassen haben. In der Seniorenbeschäftigung gehören Rätsel inzwischen zu den Klassikern.

Dieses Rätselbuch eignet sich für Einzel- und Gruppenmaßnahmen und wird mit einem Begleiter durchgeführt. So kann es auch für einen unterhaltsamen Nachmittag unter Freunden oder in der Familie, wo es um Seniorenbeschäftigung geht, zum Einsatz kommen.

Alle zu erratenden Begriffe zum Thema Winter sind Senioren bekannt wie zum Beispiel Schneeballschlacht, Winterreifen, Schlittschuhe, Winterspeck, Eiskratzer oder Schneemann.

Teilnehmer, die den gesuchten Begriff erraten, erleben freudige Erfolgserlebnisse. Diese können verstärkt werden, indem für jede richtige Lösung eine Kleinigkeit wie z. B. ein Schokoriegel oder ein Bonbon überreicht wird.

Das Buch wurde im Praxisalltag in der Seniorenbetreuung entwickelt, um die geistigen Fähigkeiten und die Kommunikation anzuregen. Die grauen Zellen werden dadurch spielerisch trainiert und auf Vordermann gebracht.

Die Rätsel-Anforderungen passen für die Pflegegrade 1 bis 3, in Einzelfällen auch für Pflegegrad 4.

So gelingt die Rätselrunde:

Alle Teilnehmer beteiligen sich daran, herauszufinden, welcher Begriff zum Thema Winter gemeint ist.

Eine Person (z. B. Familienangehöriger, Partner, Gruppenleiter oder Begleiter) erklärt die Vorgehensweise:

Mehrere kurze Sätze geben Hinweise auf das gesuchte Wort.

Jeder Satz wird langsam und für alle Teilnehmer gut verständlich vorgelesen. Nach jedem Satz wird eine kleine Pause eingelegt und gefragt, ob es Vorschläge zu dem gesuchten Begriff gibt.

Der erste Satz wird dann wiederholt, anschließend der zweite ergänzt.

Dann werden beide Sätze wiederholt und der dritte Satz ergänzt. Der Begleiter fragt erneut nach Ideen.

Nach und nach wird Satz für Satz vorgelesen, bis der gesuchte Begriff gefunden ist.

Wenn die Teilnehmer keine Lösung finden, nennt der Begleiter am Ende die Lösung.

Wird das Wort vorzeitig erraten, werden die noch übrigen Sätze vorgelesen.

Anschließend geht es weiter mit der nächsten Seite.

1. Gesucht wird ein winterlicher Gegenstand, den man selbst herstellen kann.
2. Wenn man ihn fallen lässt, zerbricht er in seine Einzelteile.
3. Um die Finger zu schützen, sollte man dicke Handschuhe tragen.
4. Das gesuchte Wort bezeichnet auch eine beliebte Gartenpflanze, die kugelrunde weiße Blüten trägt.
5. Mit diesem besonderen Ball kann man nicht Fußball spielen.
6. Kinder lieben Schlachten, bei denen dieser Gegenstand zum Einsatz kommt.
7. Gesucht wird die Bezeichnung für eine mit Händen geformte feste Kugel aus Schnee.

Antwort: Schneeball

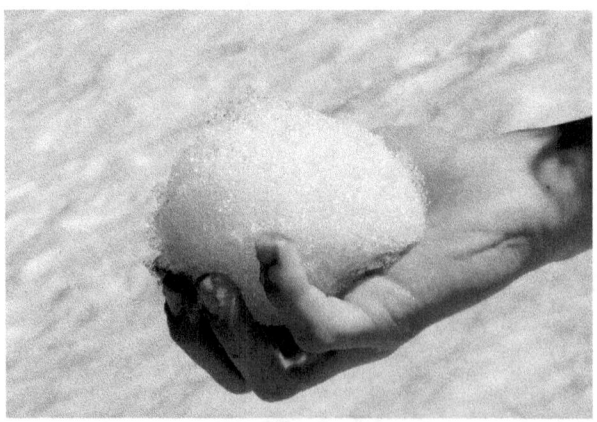

1. Gesucht wird eine Pflanze, die für Mensch und Tier giftig ist.
2. Sie gehört zu den Amaryllis-Gewächsen.
3. Indem sie eigene Wärme entwickelt, kann sie Schnee zum Schmelzen bringen.
4. In vielen Ländern steht sie unter Naturschutz und darf nicht gepflückt werden.
5. Sie gehört zu den Frühblühern, denn sie ist die erste Blume, die im Februar zu blühen beginnt.
6. Sie ist einer der ersten Vorboten des nahenden Frühlings.
7. Im Volksmund wird sie auch als „Lichtmess-Glöckchen" bezeichnet.
8. Ihr Erkennungsmerkmal sind die zarten weißen Blüten in Form von Glöckchen.

Antwort: Schneeglöckchen

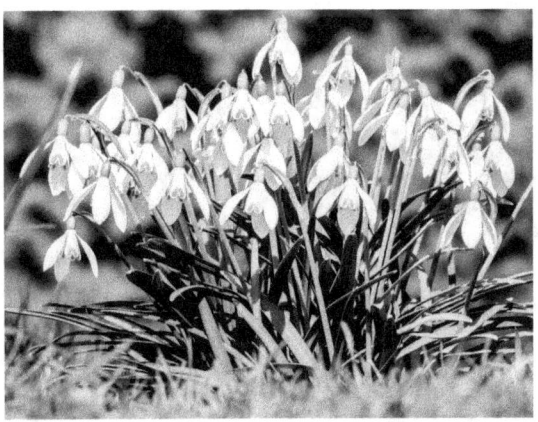

1. Gesucht wird ein Kleidungsstück, das hauptsächlich im Winter getragen wird.
2. Es besteht aus Stoff, Fell oder Wolle.
3. Es schützt nicht nur vor Wind und Wetter, sondern auch vor Kälte.
4. Im Winter steht der wärmende Aspekt im Vordergrund, während der anderen Jahreszeiten ist es ein beliebtes modisches Accessoire.
5. Wenn die Haare nicht so wollen wie man selbst, dann kann man sich mit diesem Kleidungsstück behelfen.
6. Meistens ist dieses Kleidungsstück auch ein guter Schutz für die Ohren.
7. Wenn man etwas Schlaf benötigt, dann sagt man auch: „Man braucht eine … voll Schlaf."
8. Das gesuchte Wort reimt sich auf Pfütze.

Antwort: Mütze

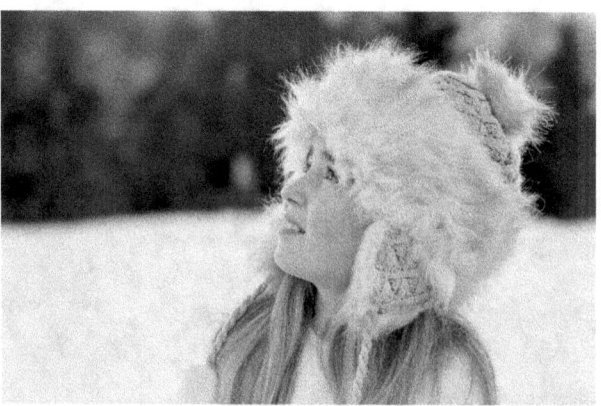

1. Gesucht wird etwas, das man nach dem Winter wieder los werden möchte.
2. Einige Tiere fressen es sich absichtlich an, um für den Winter gewappnet zu sein.
3. Verursacht wird es durch zu viele Naschereien und zu wenig Bewegung.
4. Es wird als sehr lästig empfunden, weil es die Hosen unter Spannung setzt.
5. Dieses besondere Hüftgold sammelt sich bevorzugt in der Winterzeit an.
6. Mit dieser Art von Speck fängt man keine Mäuse.
7. Das gesuchte Wort bezeichnet die Kilos, die man während der Winterzeit zunimmt.

Antwort: Winterspeck

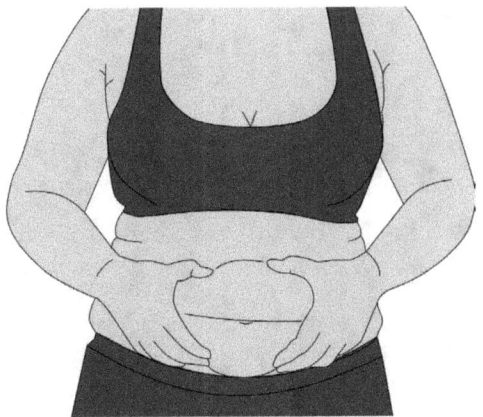

1. Gesucht wird das winterliche gewisse Etwas.
2. Man trifft es normalerweise nicht im Sommer an.
3. Kinder lieben es – die meisten Autofahrer allerdings nicht.
4. Bestimmte weiße Männer mit Hut auf dem Kopf sind darauf angewiesen.
5. Im Sonnenlicht reflektiert es, sodass es nicht nur glitzert, sondern auch blendet.
6. Damit es zustande kommt, braucht man Temperaturen unter null Grad.
7. Für viele Menschen ist ein Winter nur hiermit ein richtiger Winter.
8. Es ist in der Lage, eine Landschaft komplett mit der Farbe Weiß zu überschütten.

Antwort: Schnee

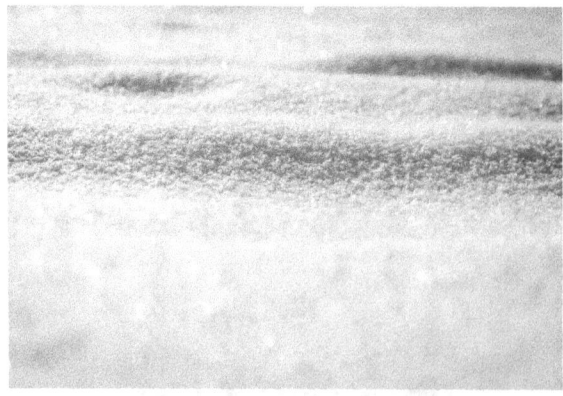

1. Gesucht wird ein Gegenstand mit Dach.
2. Er ist eine wichtige Hilfe zum Überwintern.
3. Je nach Modell wird er aufgestellt oder aufgehängt.
4. Er wird gebraucht, sobald die Temperaturen unter den Gefrierpunkt sinken.
5. Man sollte ihn dort platzieren, wo er sicher vor Katzen ist.
6. Meisen klopfen gerne an den Kanten des Flugloches herum.
7. Für frei lebende Vögel ist er eine wichtige Hilfe bei der Überwinterung.
8. Dieses Haus dient als Futterplatz, aber es kann auch als Nistmöglichkeit genutzt werden.

Antwort: Vogelhäuschen

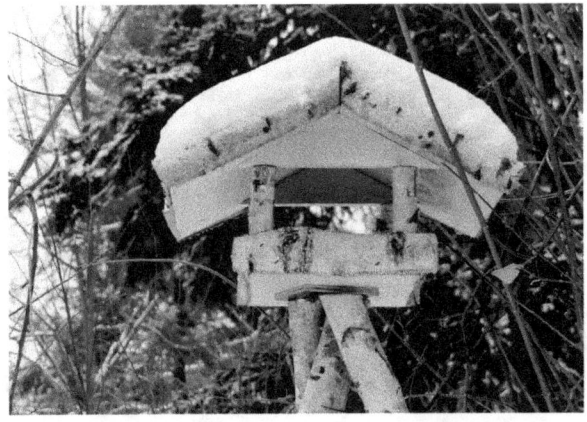

1. Gesucht wird eine beliebte Tätigkeit, die besonders im Winter ausgeübt wird.
2. Sie ist an fast jedem Ort möglich.
3. Nur wenige Männer können etwas damit anfangen.
4. Um sie ausüben zu können, braucht man Fingerfertigkeit und Kreativität.
5. Ärgerlich ist es immer, wenn sich eine Laufmasche auftut.
6. Je nach Muster geht`s um rechts, links oder Patent.
7. Je nach Belieben kann man mit dieser Handarbeitsart Schals, Pullover oder Topflappen herstellen.
8. Als Material reichen Wolle und Nadeln aus.

Antwort: Stricken

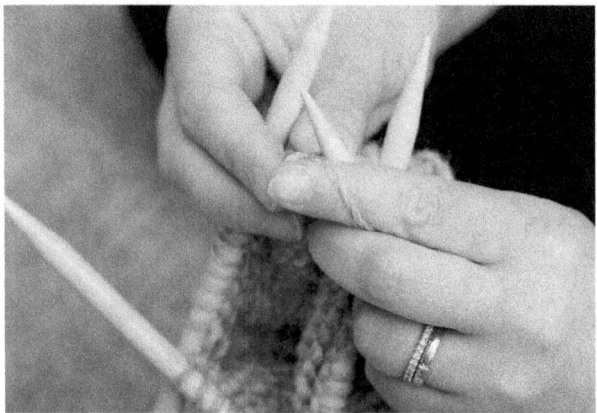

1. Dieser Gegenstand wird nicht nur Zuhause gebraucht, sondern auch im Auto, Bus und Zug.
2. Damit er funktioniert, braucht man Strom, Öl oder Gas.
3. Wenn er defekt ist, wird es sehr schnell ungemütlich.
4. Wenn etwas Luft in den Gegenstand gelangt ist, kann man Wasser gluckern hören.
5. Je mehr Lamellen vorhanden sind, umso mehr Wärme kann erzeugt werden.
6. In den meisten Wohnungsräumen befindet sich der gesuchte Gegenstand direkt unter den Fenstern.
7. Mit einem Thermostat lässt sich die genaue Zimmertemperatur regeln.

Antwort: Heizung

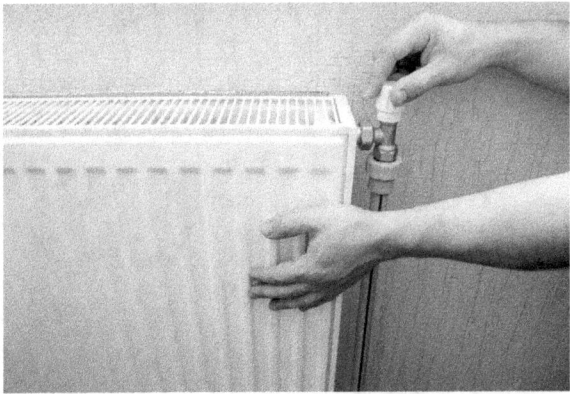

1. Gesucht wird ein winterliches Ereignis, auf das sich besonders Frauen freuen.
2. Viele Geschäfte machen mit großen roten Schildern und Zeitungsanzeigen darauf aufmerksam.
3. Obwohl sich die kalte Jahreszeit dem Ende neigt, kauft man bei diesem Ereignis doch noch Winterkleidung.
4. Händler räumen anlässlich dieses Ereignisses ihre Lager, um Platz für neue Ware zu schaffen.
5. Meistens kann man die hier gekaufte Ware nicht umtauschen.
6. Diese winterliche Verkaufsaktion ist beliebt bei Schnäppchenjägern, denn man kann viel Geld sparen.

Antwort: Winterschlussverkauf

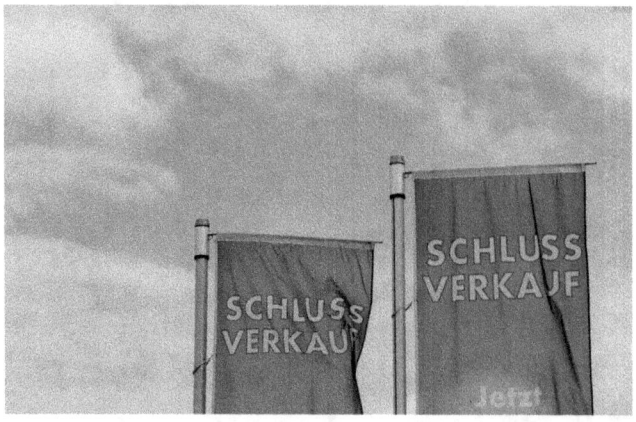

1. Gesucht wird etwas Grünes.
2. Mit seinem hohen Gehalt an Calcium, Vitamin C und Eisen ist es sehr gesund.
3. Früher wurde es hauptsächlich als Heilpflanze verwendet.
4. Es ist ein beliebtes Wintergemüse.
5. Schon seit dem 16. Jahrhundert hat es einen festen Platz in der deutschen Küche.
6. Gerne wird es mit Butterschmalz und Speck zubereitet.
7. Es wird auch als Federkohl, Braunkohl oder Krauskohl bezeichnet.
8. Am liebsten wird dieser Kohl zusammen mit Mettwürstchen oder Kassler gegessen.

Antwort: Grünkohl

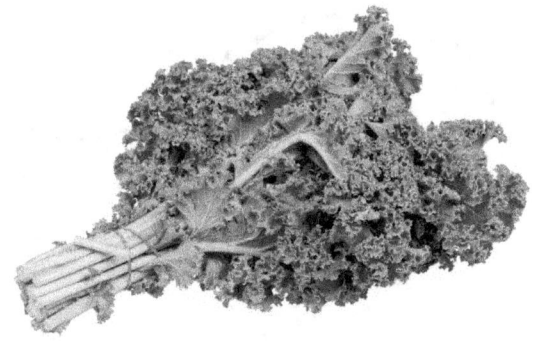

1. Gesucht wird etwas, für das man viel Schnee benötigt.
2. In Grönland und Kanada lernen schon Kinder, dieses besondere Bauwerk zu errichten.
3. Es wird als Schutzhütte genutzt, wenn man von winterlichen Wetterumstürzen überrascht wird.
4. Man schüttet viel Schnee auf einen Haufen, gräbt von einer Seite ein Loch hinein und höhlt den Schneehaufen von innen aus.
5. Früher war es das Zuhause von Eskimos.
6. Es ist eine Behausung aus Eis und Schnee.
7. Das gesuchte Wort ist der Name für ein kuppelförmiges Schneehaus.

Antwort: Iglu

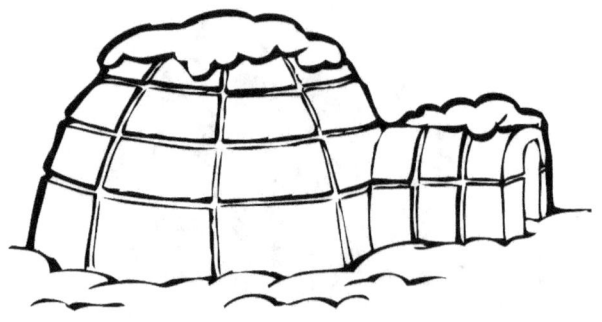

1. Gesucht wird ein Kleidungsstück, das unsere Vorfahren aus Fellen und Knochenspangen fertigten.
2. Man zieht es im Winter täglich mehrmals an und aus.
3. Es ist nur im Doppelpack erhältlich.
4. Vom Namen her könnte man meinen, man würde es an den Füßen tragen.
5. Wenn man es trägt, sind Fingerabdrücke nicht möglich.
6. Es schützt die ganze Hand und je nach Modell sogar jeden einzelnen Finger.
7. Kinder tragen am liebsten Fäustlinge.

Antwort: Handschuh

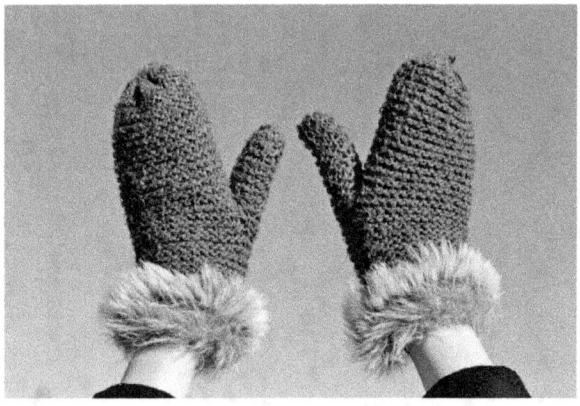

1. Gesucht wird die Bezeichnung für ein wichtiges Dokument.
2. Es wird zweimal jährlich ausgestellt und ist kostenlos.
3. Nicht jeder Empfänger ist glücklich über den Inhalt.
4. Im Winter erfolgt die Ausstellung immer Ende Januar bis Anfang Februar.
5. Wenn der Inhalt nicht den Erwartungen der Eltern entspricht, hängt der Haussegen schief.
6. Man kann im nächsten Halbjahr fleißig sein, damit man noch versetzt wird.
7. Meistens enthält das Dokument Zensuren von Eins bis Sechs.

Antwort: Zeugnis

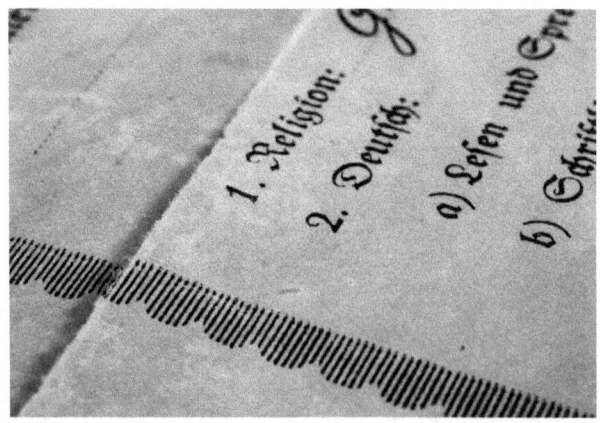

1. Gesucht wird etwas, über das sich niemand freut.
2. Es kann zwar auch im Sommer auftreten, aber im Winter hat es Hochsaison.
3. Um es wieder loszuwerden, sind meistens ein paar Tage Bettruhe nötig.
4. Damit man es erst gar nicht bekommt, kann man sich dagegen impfen lassen.
5. In stark ausgeprägten Fällen ist ein Arztbesuch unverzichtbar.
6. Da es ansteckend ist, müssen sich Familienangehörige und Arbeitskollegen in Acht nehmen.
7. Häufig geht es mit Fieber und Kopfschmerzen einher.
8. Es äußert sich immer durch Husten, Schnupfen und Heiserkeit.

Antwort: Grippe

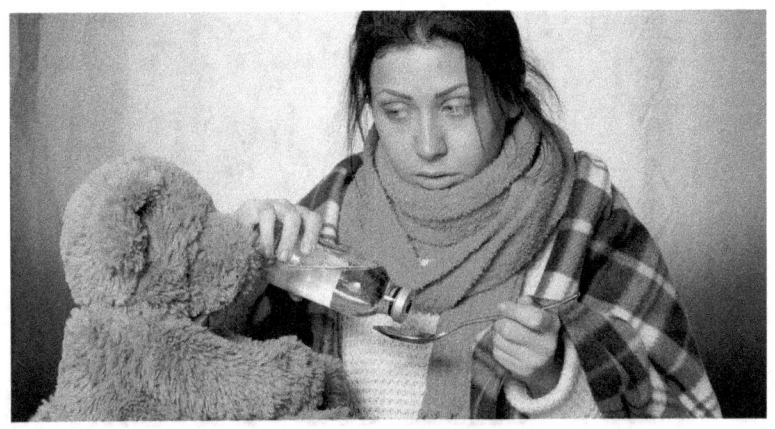

1. Gesucht wird eine ganz besondere Persönlichkeit.
2. Mit einer 60-Cent-Briefmarke wurde diese Person im Jahr 2014 gewürdigt.
3. Sie tritt nur im Winter in Erscheinung und ist in der Regel männlich.
4. Meistens trägt sie einen ausrangierten Hut und Schal.
5. Temperaturen über null Grad mag sie überhaupt nicht, deswegen hält sie sich nur draußen auf.
6. Meistens trifft man sie in Vorgärten und Parkanlagen.
7. Für Kinder ist ein Winter erst ein Winter, wenn diese Persönlichkeit auftaucht.
8. Sie besteht aus drei verschieden großen Schneebällen, die aufeinander gestapelt werden.

Antwort: Schneemann

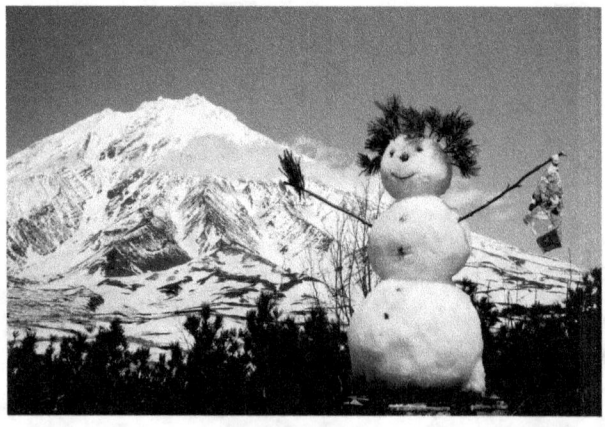

1. Gesucht wird ein Wort, das auf den römischen Gott Janus zurückgeht.
2. Es bezieht sich auf eine bestimmte Zeit im Jahr.
3. Typischerweise ist es in dieser Zeit sehr kalt und eisig.
4. In vielen Regionen bekommt man Besuch von den Sternsingern.
5. Früher sagte man stattdessen Eismonat, Wolfsmonat oder Hartmonat.
6. Wer in diesem Monat geboren wurde, ist Steinbock oder Wassermann.
7. Das gesuchte Wort ist der Name für den ersten Monat im neuen Jahr.

Antwort: Januar

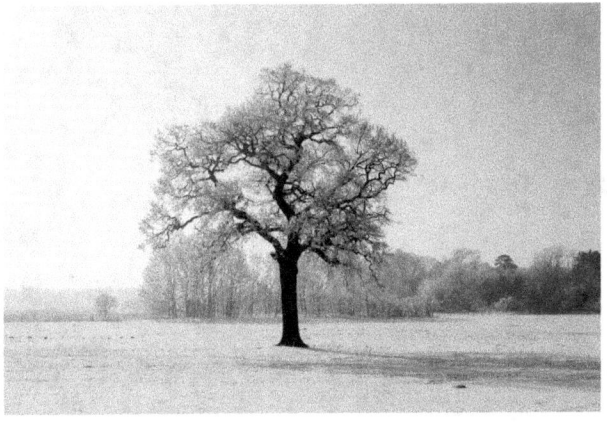

1. Gesucht wird ein Tag, der für ein bestimmtes Kreuz steht.
2. Häufig wird an diesem Tag saurer Hering verzehrt.
3. Dieser Tag findet immer 2 Tage nach Rosenmontag statt.
4. Mit diesem Tag beginnt in der katholischen Kirche eine 40-tägige Fastenzeit.
5. Er fällt immer auf einen Mittwoch.
6. Ein bekanntes Karnevalslied lautet: „Am.... ist alles vorbei".
7. Gläubigen wird an diesem Tag in der Kirche ein Aschenkreuz auf die Stirn gezeichnet.

Antwort: Aschermittwoch

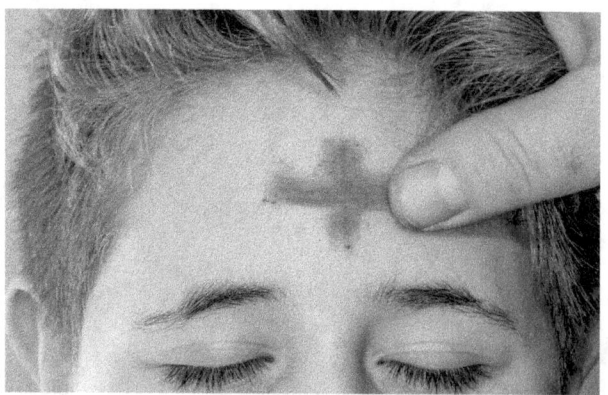

1. Gesucht wird eine gefährliche Angelegenheit.
2. Typischerweise tritt sie nur im Winter auf.
3. Es ist ratsam, ihr aus dem Weg zu gehen, denn es besteht ein erhöhtes Verkehrs- und Unfallrisiko.
4. Wenn man jemanden in die Irre führen möchte, kann man ihn dorthin schicken.
5. Sie kommt zustande, wenn sich flüssiges Wasser auf gefrorenem Untergrund absetzt.
6. Diese besondere Eissorte eignet sich nicht zum Verzehr.
7. Um diese Angelegenheit zu beseitigen, wird Salz auf Straßen gestreut.

Antwort: Glatteis

1. Gesucht wird ein langer schmaler Gegenstand.
2. Der älteste seiner Art wurde in Schweden gefunden und soll 4.500 Jahre alt sein.
3. Es gibt ihn nur im Doppelpack.
4. Typischerweise befindet sich am Ende eine nach oben gebogene Spitze, die als Schaufel bezeichnet wird.
5. Die Unterseite ist so glatt, dass man sich damit gleitend fortbewegen kann.
6. Er wird im Winter an den Füßen getragen.
7. Mit einer Bindung wird er an speziellen Schuhen befestigt.

Antwort: Ski

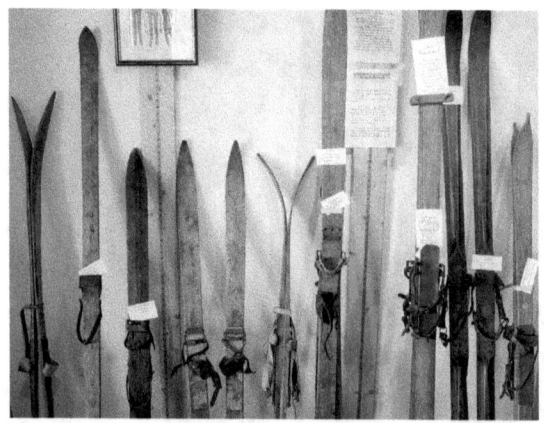

1. Gesucht wird ein Lebensmittel, das besonders im Winter gefragt ist.
2. Schon seit Jahrhunderten wird es in dieser Form verwendet.
3. Wenn draußen die Grippewelle rollt, freut sich so mancher Hersteller über steigenden Absatz.
4. Es schmeckt nicht lecker, aber es soll gut für die Gesundheit sein.
5. Die enthaltenen ätherischen Öle wirken schleimlösend.
6. Zu den Inhaltsstoffen zählen Salbei, Eukalyptus, Süßholz, Minze und Thymian.
7. Hauptsächlich sollen damit Husten und Heiserkeit gelindert werden.
8. Es wird nicht zerkaut, sondern langsam gelutscht.

Antwort: Hustenbonbon

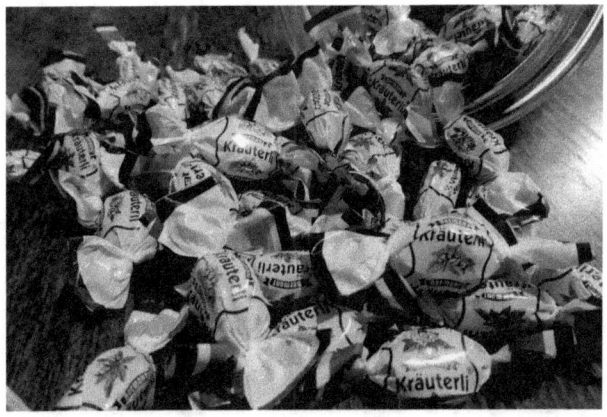

1. Gesucht wird ein Ereignis, das jedes Jahr in vielen Großstädten stattfindet.
2. Oft ist es ein großes Spektakel, zu dem viele Zuschauer von weit her anreisen.
3. Besonders gut kommt es bei klarem Nachthimmel zur Geltung.
4. Wenn man sich zu nahe daran aufhält, kann es ohrenbetäubend sein.
5. Tiere reagieren sehr verängstigt darauf und suchen das Weite oder kriechen unter die Couch.
6. Bei diesem Ereignis blinkt, leuchtet und knallt es.
7. Hier geht es um Raketen und Böller.
8. Es findet immer um 24 Uhr statt, um das neue Jahr zu begrüßen.

Antwort: Feuerwerk

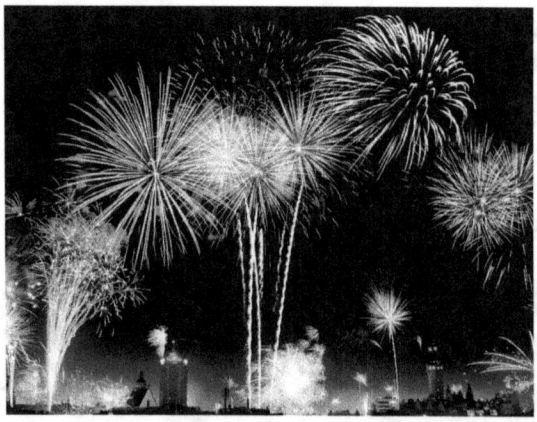

1. Gesucht wird eine besondere Blume.
2. Man kann sie nicht im Geschäft kaufen.
3. Es ist nicht möglich, einen Blumenstrauß daraus zu binden.
4. Früher gab es sie in vielen Wohnungen, heute findet man sie dort nur noch selten.
5. Ihre Optik erinnert an eine Blüte.
6. Sobald die Temperatur wärmer wird, löst sich diese Blume auf.
7. Sie ist ein besonderes Eiskristall und wird als frostiger Blütenzauber bezeichnet.
8. Man findet sie an Fensterscheiben, Bushaltestellen, Autoscheiben und in Bussen.

Antwort: Eisblume

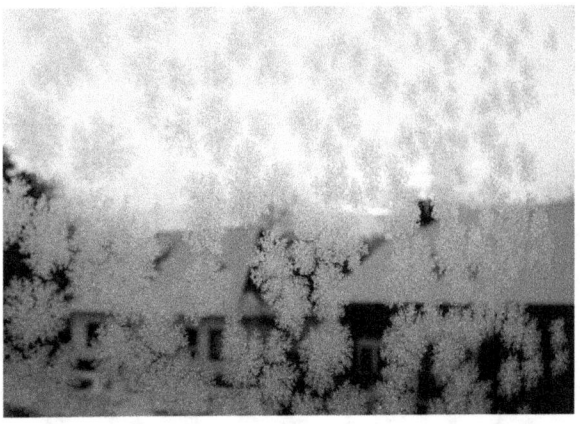

1. Gesucht wird ein winterlicher Zustand, der einige Tiere betrifft.
2. Er hilft Tieren, den Winter mit wenig Nahrung zu überstehen.
3. Bevor sich Tiere in diesen Zustand begeben, fressen sie sich noch einen dicken Wanst an.
4. Zu den bekanntesten Tieren zählen Igel, Schildkröten und Fledermäuse.
5. Igel verbringen diese Zeit in Laubhaufen und Reisighaufen.
6. Das gesuchte Wort bezeichnet einen lang währenden Ruhezustand im Winter.
7. In diesem Zustand verschlafen Tiere die kalte und dunkle Jahreszeit.

Antwort: Winterschlaf

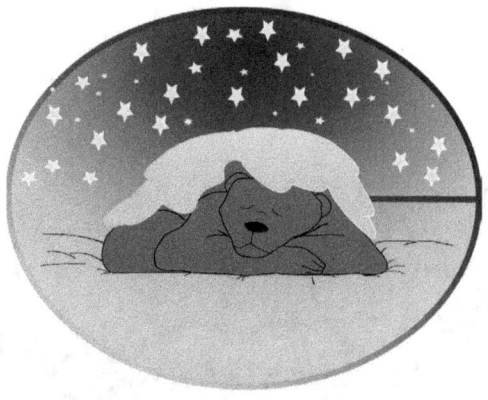

1. Gesucht wird ein Gegenstand, der ursprünglich aus Wolle von Kaschmirziegen hergestellt wurde.
2. Er ist flauschig und kuschelig.
3. Er kann dabei helfen, sich vor einer Erkältung zu schützen.
4. Seine Form ist immer lang, schmal und rechteckig.
5. Da er sehr warm hält, hat er im Winter Hochsaison.
6. Mit Wolle und Stricknadeln kann man ihn selbst herstellen.
7. Der gesuchte Gegenstand ist ein Kleidungsstück, das über den Kopf gezogen oder um den Hals geschlungen wird.

Antwort: Schal

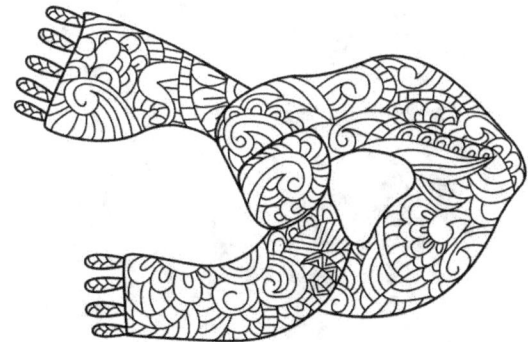

1. Gesucht wird etwas, das praktisch ist und warm hält.
2. Es schützt nicht nur vor Kälte, sondern auch vor Wind.
3. Typischerweise hat es einen Bügel.
4. Moderne Modelle haben integrierte Kopfhörer und Radioempfang.
5. Im Gegensatz zu einer Mütze wird hiermit die Frisur geschont.
6. Wenn man Stirnbänder und Mützen nicht mag, ist dies eine Alternative.
7. Kalte Ohren haben hiermit keine Chance.
8. Das gesuchte Kleidungsstück ist eine winterliche Schutzkleidung für Ohren.

Antwort: Ohrwärmer

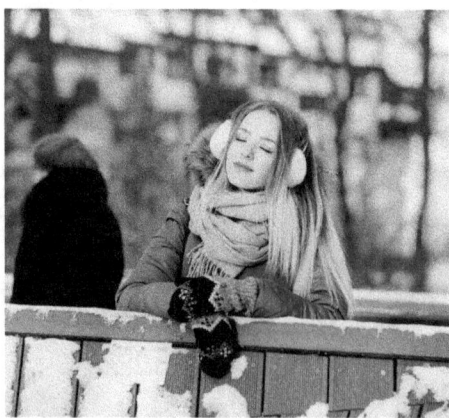

1. Gesucht wird etwas, von dem man nicht getroffen werden möchte.
2. Es kann zu Verletzungen und demolierten Autos führen.
3. Es ist spitz und hart und glitzert in der Sonne.
4. Kinder lieben es, daran zu lutschen.
5. Wenn es vom Dach fällt, kann es gefährlich werden für denjenigen, der darunter steht.
6. Man findet es an Dachrinnen, Dachkanten und Zäunen.
7. Es ist ein längliches kegelförmiges Gebilde aus Eis.

Antwort: Eiszapfen

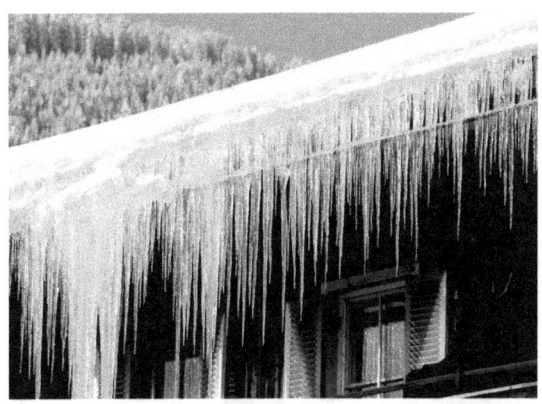

1. Gesucht wird eine bestimmte Zeit im Winter.
2. Sie ist durch viele Bräuche gekennzeichnet.
3. Es ist die Zeit der Farben Rot und Grün.
4. Je nach Kalender dauert sie drei bis vier Wochen an.
5. Sie beginnt immer am vierten Sonntag vor Heiligabend.
6. Diese besondere Zeit dient der Vorbereitung auf Weihnachten.
7. Ein beliebter Brauch ist das Aufstellen eines Kranzes, der mit Tannenzweigen und vier Kerzen geschmückt ist.

Antwort: Advent

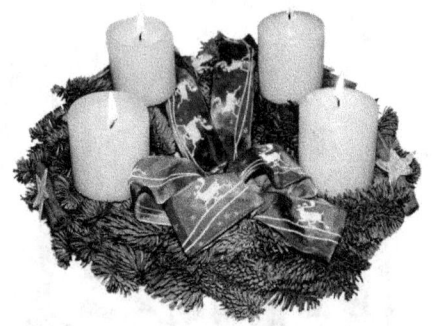

1. Dieser Gegenstand ist besonders bei älteren Frauen beliebt.
2. Er kommt hauptsächlich im Winter zum Einsatz.
3. Er hilft nicht nur gegen kalte Füße, sondern auch gegen Schmerzen.
4. Mit ihm lassen sich Verspannungen und Muskelkrämpfe lindern.
5. Mit einem Handschalter lassen sich verschiedene Temperaturstufen einstellen.
6. Im Winter wird er gerne zum Vorwärmen für das Bett genutzt.
7. Das gesuchte Wort ist die Beschreibung für ein elektrisch betriebenes Heizgerät.

Antwort: Heizdecke

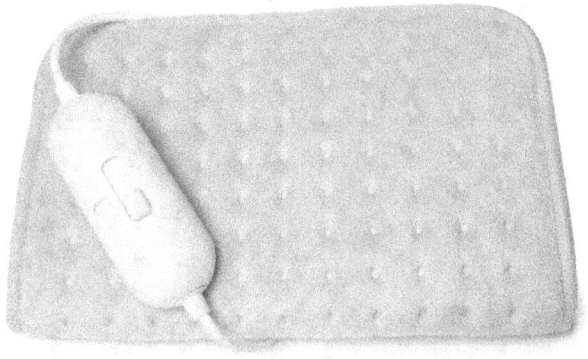

1. Gesucht wird das ursprünglichste Kleidungsstück des Menschen.
2. Im Unterschied zu anderen Kleidungsstücken hat es eine ungewöhnlich lange Lebensdauer.
3. Ein Kürschner kann es ändern und der aktuellen Mode anpassen.
4. Im Sommer wird es nie getragen.
5. Früher wurde es geschont und nur sonntags und an Feiertagen zum Kirchgang getragen.
6. Heute zählt es zu den wertvollsten Stücken im Kleiderschrank.
7. Tierfreunde lehnen dieses Kleidungsstück strikt ab.

Antwort: Pelzmantel

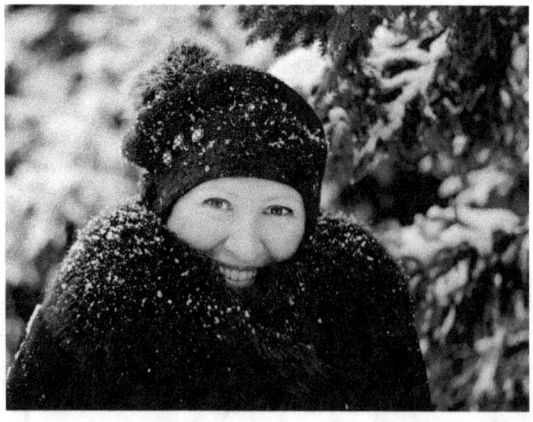

1. Gesucht wird ein Einbruch, der nicht strafbar ist.
2. Typischerweise passiert er plötzlich und ohne Vorankündigung.
3. Es handelt sich um einen Einbruch mit ungewissem Ausgang.
4. Häufig geht er mit Unfällen und Verkehrschaos einher.
5. Er findet nur im Winter statt.
6. Ob und wann er eintrifft, können häufig Wetterexperten voraussehen.
7. Dieser Einbruch zeigt sich durch plötzlich einsetzenden starken Schneefall oder Blitzeis.

Antwort: Wintereinbruch

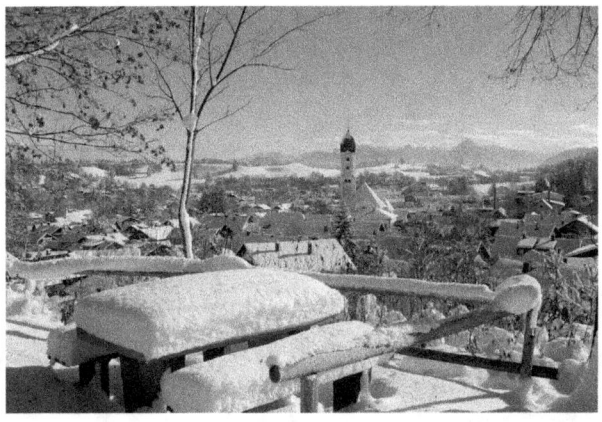

1. Gesucht wird ein wichtiges Winterfahrzeug.
2. Aufgrund der Erdanziehungskraft kann es von selbst bergab fahren.
3. Es eignet sich zum Transport von Personen und Gegenständen.
4. Für die Nutzung wird Schnee benötigt.
5. Größere Modelle können von Pferden oder Hunden gezogen werden.
6. Mit kleineren Fahrzeugen kann man steile Schneepisten hinab sausen.
7. Kleine Kinder lieben es, wenn sie auf diesem Gefährt sitzen und von ihren Eltern gezogen werden.

Antwort: Schlitten

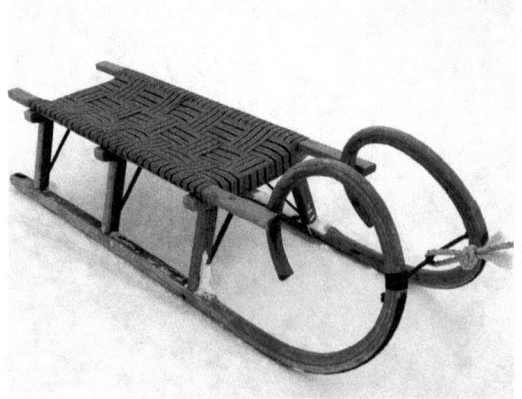

1. Gesucht wird ein Fest, das sieben Wochen vor Ostern stattfindet.
2. Es wird auch als fünfte Jahreszeit bezeichnet.
3. Von Donnerstag bis Dienstag wird der Alltag völlig auf den Kopf gestellt.
4. Hochburgen dieser Festlichkeit sind Städte im Rheinland wie Köln und Düsseldorf.
5. Am Aschermittwoch ist alles vorbei.
6. Weltbekannt sind die Rosenmontagsumzüge, die anlässlich dieses Festes stattfinden.
7. Man begrüßt sich mit Helau oder Alaaf.
8. Andere Bezeichnungen sind Fasching und Fasnacht.

Antwort: Karneval

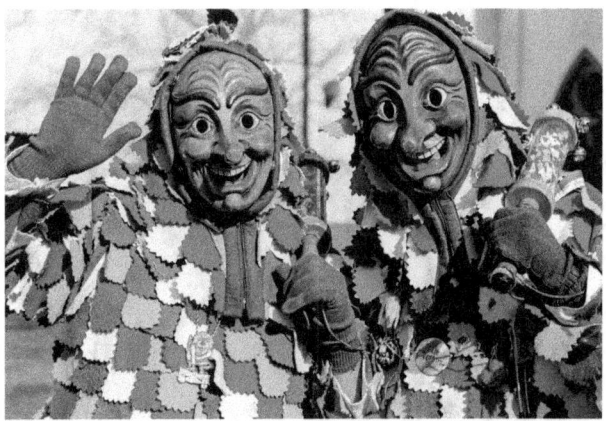

1. Gesucht werden Ketten, die sich nicht als Schmuckstück eignen.
2. Bei manchen Strecken sind diese Ketten Pflicht.
3. Man darf damit maximal 50 Stundenkilometer schnell fahren.
4. Bei einer Fahrt in die Berge sollten diese Ketten mitgeführt werden.
5. In einigen Regionen sind sie unverzichtbare Fahrhilfen im Winter.
6. Hiermit hat man den besten Schutz gegen unerwünschte Rutschpartien.
7. Mit diesen Ketten ist es möglich, schneebedeckte Straßen zu befahren.

Antwort: Schneeketten

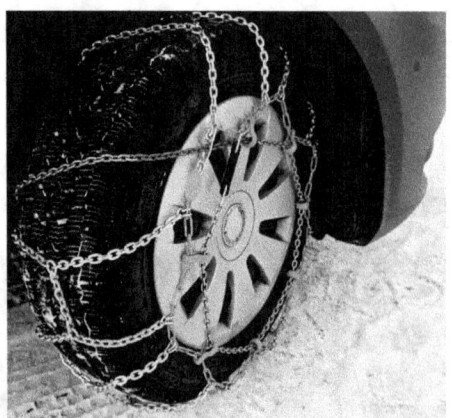

1. Dieser Gegenstand ist eine Art Drahtgestell.
2. Obwohl man vom Namen her meinen könnte, er käme nur im Winter zum Einsatz,
3. so wird er dennoch das ganze Jahr über verwendet.
4. Man benutzt ihn durch kreisende Bewegungen, was das Handgelenk sehr belastet.
5. Keine Hausfrau will auf ihn verzichten.
6. Mit ihm kann man flüssige Zutaten schaumig aufschlagen.
7. Seinen Namen hat er, weil durch das Aufschlagen von Eiklar Eischnee entsteht.
8. Vom Namen her könnte man meinen, dass er sich zum Schneefegen eignen würde.

Antwort: Schneebesen

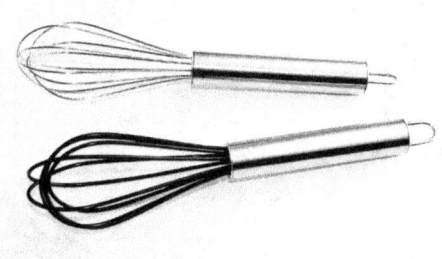

1. Gesucht wird ein beliebtes Kleidungsstück.
2. Ehefrauen von Seemännern strickten früher als Glücksbringer ein eigenes Haar mit ein.
3. Wintermodelle bestehen aus Schurwolle, Mohairwolle oder Angorawolle.
4. Im Winter sind Modelle mit Norwegermustern sehr beliebt.
5. Es wird über den Kopf gezogen.
6. Wenn es aus dicker Wolle besteht, kann es eine Jacke ersetzen.
7. Der Halsabschluss ist rund, in V-Form oder mit Rollkragen.

Antwort: Pullover

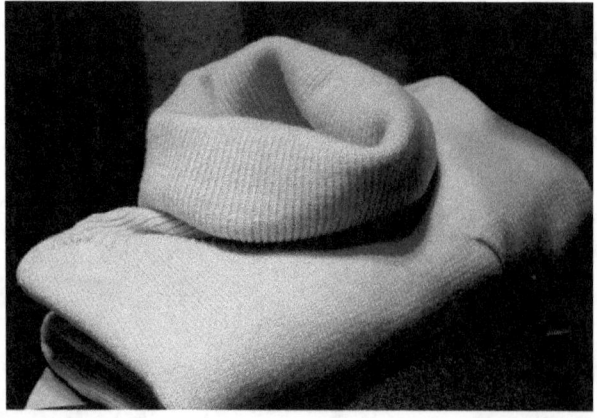

1. Bei diesem gesuchten Wort stehen bestimmte Bälle im Mittelpunkt.
2. Es handelt sich um eine beliebte winterliche Freizeitbeschäftigung.
3. Ohne Schnee ist diese Freizeitbeschäftigung nicht möglich.
4. Man kann sie zu zweit oder mit mehreren Personen ausüben.
5. Kinder lieben sie, aber auch Erwachsene sind gerne dafür zu haben.
6. Es geht dabei um eine Schlacht, die keiner gewinnt.
7. Man sollte warme und wasserabweisende Handschuhe tragen.
8. Das gesuchte Wort bezeichnet das gegenseitige Sichbewerfen mit Schneebällen.

Antwort: Schneeballschlacht

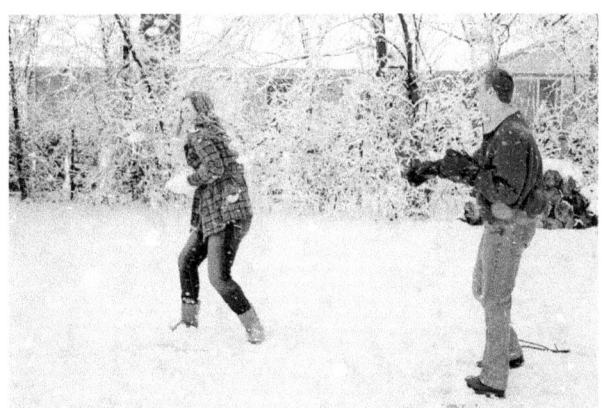

1. Dieser Gegenstand wird nur von Autofahrern benötigt.
2. In vielen Ländern ist es Pflicht, diesen Gegenstand im Winter zu nutzen.
3. Er ist immer mit dem Symbol M&S gekennzeichnet, was eine Abkürzung für Matsch und Schnee ist.
4. Bei Schnee, Schneematsch, Eis und Glätte ist es gefährlich, wenn man ohne diesen Gegenstand fährt.
5. Er ist für winterliche Straßenverhältnisse gedacht.
6. Im Gegensatz zu Sommerreifen verfügt das Profil über zusätzliche Lamellen, um das Fahren auf Schnee zu erleichtern.

Antwort: Winterreifen

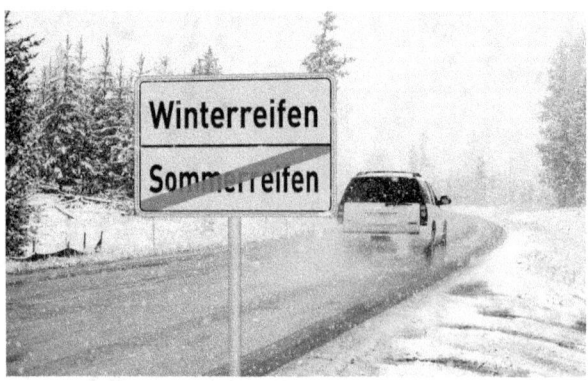

1. Gesucht wird etwas, über das sich so manch ein Futterdieb her macht.
2. Es ist in loser oder fester Form erhältlich.
3. Besonders in kalten Wintern ist es eine Überlebenshilfe für tierische Gartenbewohner.
4. Idealerweise deponiert man es in speziell dafür vorgesehenen Häuschen.
5. Hierüber freuen sich besonders Spatzen, Meisen und Amseln.
6. Es dient der Fütterung von Vögeln, aber auch Eichhörnchen und Ratten bedienen sich gerne daran.
7. Zu dieser Futtersorte gehören auch Meisenknödel.

Antwort: Vogelfutter

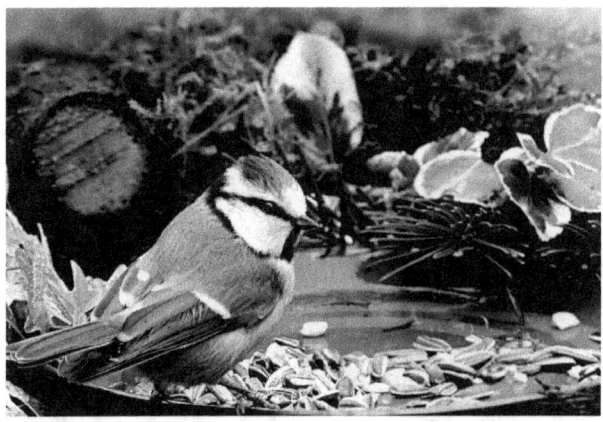

1. Gesucht wird ein winterliches Fortbewegungsmittel.
2. Man kann es nur im Doppelpack kaufen.
3. Die Größe ist von der Schuhgröße abhängig.
4. Unter den Stiefeln befindet sich ein schmales Stück Stahl.
5. Es hat Kufen zum Gleiten, die regelmäßig geschliffen werden müssen.
6. Es ist quasi das Dienstfahrzeug von Eiskunstläufern.
7. Man kann sich damit auf Eisflächen fortbewegen.

Antwort: Schlittschuhe

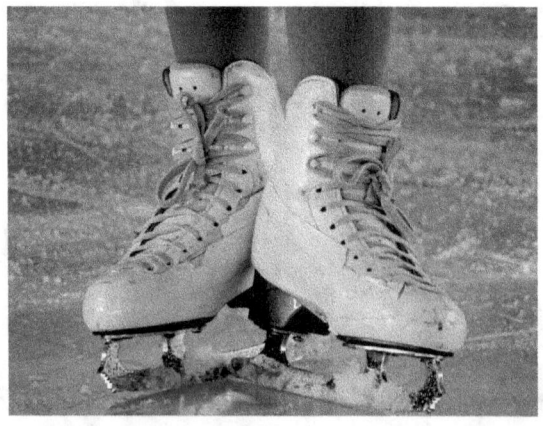

1. Dieser gesuchte Gegenstand ist immer weiß.
2. Er ist mindestens einen halben Zentimeter dick.
3. Die Wettereinflüsse entscheiden, ob und in welcher Form er entsteht.
4. Er ist ständig in Bewegung und verwandelt sich permanent.
5. Bei geschlossenem Zustand ist Autofahren nur mit Winterreifen oder Schneeketten möglich.
6. Obwohl es sich um eine Decke handelt, hält diese nicht warm.
7. Das gesuchte Wort bezeichnet eine Bodenbedeckung aus Schnee.

Antwort: Schneedecke

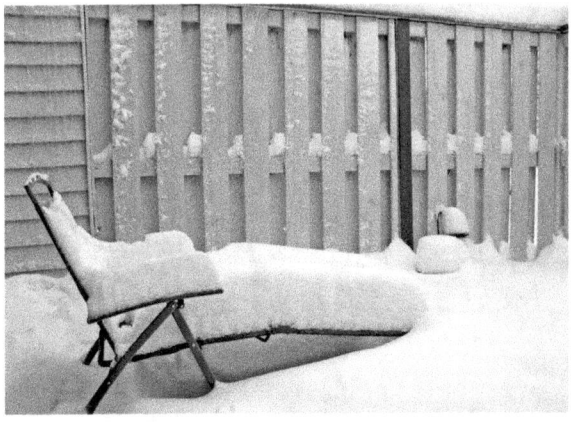

1. Gesucht wird ein wichtiges Winterwerkzeug.
2. Wer in einer Mietwohnung wohnt, braucht es in der Regel nicht.
3. Auch wer in einer schneefreien Region wohnt, hat hierfür keinen Bedarf.
4. Ursprünglich bestand es aus einem schwarz lackierten Eisenblech, wodurch es ziemlich schwer war.
5. Es ist eine spezielle, besonders breite Schaufel.
6. Für größere Flächen wird stattdessen ein Schneepflug oder eine Schneefräse eingesetzt.
7. Eine andere Bezeichnung ist „Schneeschieber".

Antwort: Schneeschaufel

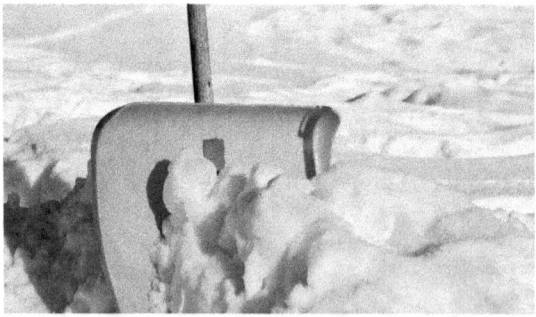

1. Gesucht wird ein Gegenstand, der vor Kälte und Nässe schützen soll.

2. Es geht hier nicht nur um eine schicke Optik, sondern auch um Sicherheitsaspekte.

3. Er besteht aus einem festen und robusten Untergrund.

4. Häufig ist er mit Fell oder wattiertem Stoff ausgekleidet.

5. Im Unterschied zu Sommerausführungen hat dieser Gegenstand eine Sohle mit starkem Profil.

6. Man trägt ihn mit dicken Socken.

7. Er reicht mindestens bis zu den Knöcheln und dient dem Schutz der Füße im Winter.

Antwort: Winterschuhe

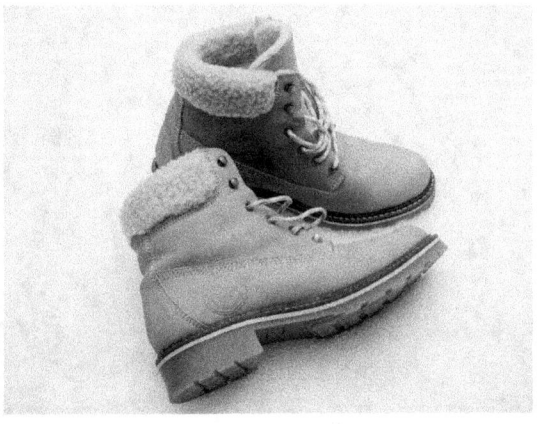

1. Gesucht wird ein Fest, das auf heidnische Bräuche zurückgeführt wird.
2. Dieses Festes liegt in der Mitte der Raunächte, die besonders dunkel und lang sind.
3. Der Name für diesen Tag geht auf den im Jahr 335 verstorbenen Papst zurück.
4. Das Fest wird in der ganzen Welt gefeiert.
5. Um 24 Uhr läuten die Glocken.
6. Bleigießen ist ein alter Brauch, der traditionell an diesem Tag stattfindet.
7. Abends wird die Neujahrsansprache vom Bundeskanzler gehalten.
8. Weltweit werden spektakuläre Feuerwerk veranstaltet.

Antwort: Silvester

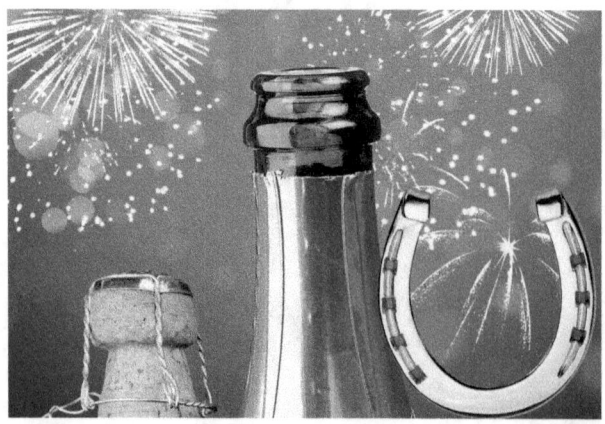

1. Bei diesem Gegenstand handelt es sich um ein dickes Ding.
2. Je nach Ausführung ist er nicht nur dick, sondern auch wind- und wasserdicht.
3. Wie kaum ein anderer Gegenstand schützt er effektiv vor Kälte.
4. Er wird nicht direkt auf der Haut getragen.
5. Vom Hals abwärts kann man ihn im vorderen Bereich öffnen und schließen.
6. Häufig ist er mit Daunen gefüttert.
7. Im Winter hat er seinen festen Platz an der Garderobe.
8. Man trägt ihn oft zusammen mit einer Mütze und einem Schal.

Antwort: Winterjacke

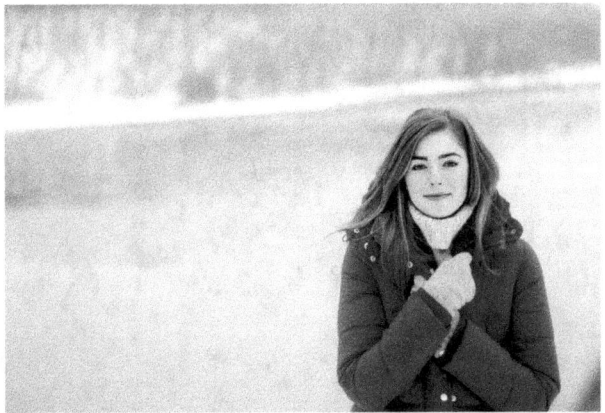

1. Gesucht wird ein wichtiger Alltagshelfer im Winter.
2. Damit er seine Wirksamkeit nicht verliert, wird er trocken und luftdicht gelagert.
3. Er ist in der Lage, den Schmelzpunkt von Eis zu reduzieren.
4. In vielen Städten ist inzwischen der Einsatz verboten, weil es zu Schäden an Bäumen und Böden kommt.
5. Alternativen hierzu sind Asche, Sand, Split und Granulat.
6. Eis und Schnee auf Straßen und Gehwegen können mit seiner Hilfe beseitigt werden.
7. Er besteht zu 98 % aus Kochsalz.

Antwort: Streusalz

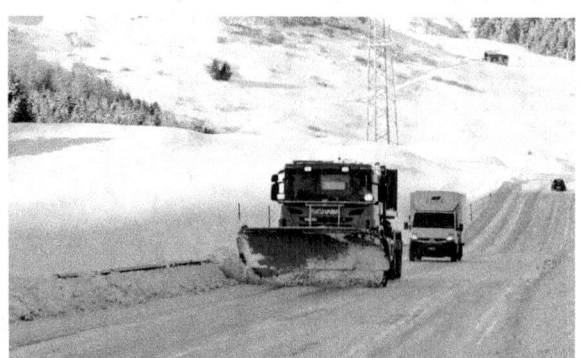

1. Spätestens wenn dieses Ereignis eintrifft, weiß man, dass Winter ist.
2. Wenn man sich draußen aufhalten möchte, sollte man sich warm anziehen.
3. Je stärker das Ereignis ausgeprägt ist, umso größer ist die Gefahr, dass etwas erfriert.
4. Besonders nachts tritt es in Erscheinung.
5. Es ist die Voraussetzung dafür, dass Schnee und Eis entstehen können.
6. Man kann dieses Ereignis mithilfe eines Thermometers feststellen.
7. Die Skala auf dem Thermometer zeigt Zahlen von unter null an.
8. Die Temperaturen befinden sich nicht mehr im Plus, sondern im Minus.

Antwort: Minustemperaturen

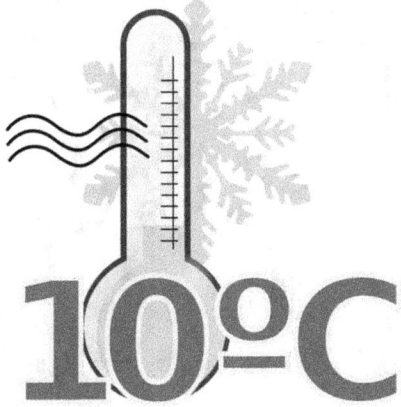

1. Gesucht wird ein Lebensmittel, das im Winter Hochsaison hat.
2. Je nach Sorte schmeckt es würzig, fruchtig oder herb.
3. Es wird aus Blüten oder Blattknospen gewonnen.
4. Da es heiß verzehrt wird, wärmt es von innen.
5. Man braucht einen Wasserkocher und eine Tasse.
6. Häufig befindet es sich in kleinen befüllten Papiersäckchen.
7. Vor dem Verzehr lässt man es einige Minuten lang ziehen.

Antwort: Tee

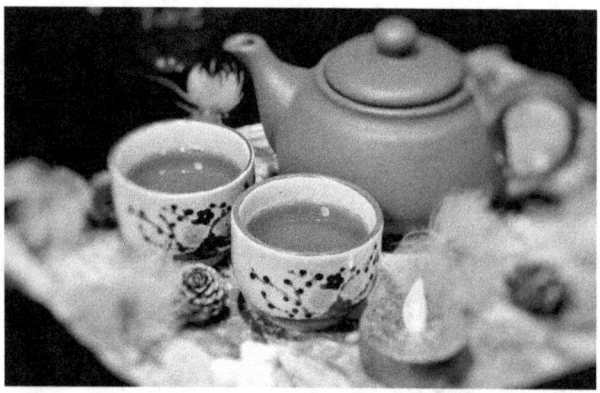

1. Gesucht wird ein wichtiges Winterwerkzeug.
2. Einige Modelle haben einen integrierten Handschuh.
3. Es wird hauptsächlich von Autofahrern benötigt.
4. Wer eine Garage besitzt, braucht es nur selten.
5. Es gehört zu jeder Winterausstattung des Autos.
6. Mit seiner Hilfe kann man Eis von glatten Oberflächen entfernen.
7. Gefrorene Autoscheiben werden hiermit von Eis befreit.

Antwort: Eiskratzer

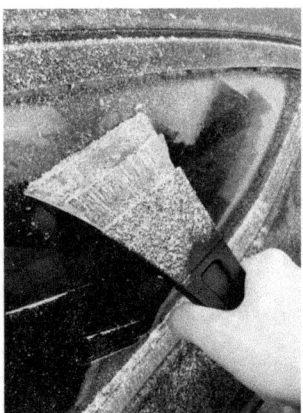

1. Gesucht wird ein natürlicher Gegenstand.
2. Er dient als Winterfutter für Tiere und als Dekoration.
3. Bei einem Waldspaziergang kann man ihn im Herbst und Winter einsammeln.
4. Je nach Baumart steht er aufrecht oder hängt herab.
5. Genau genommen handelt es sich um verholzte weibliche Blütenstände.
6. Je nach Sorte sieht er aus wie ein hölzernes Gerippe.
7. Manch einer nutzt ihn als Grill- oder Kaminanzünder.
8. Mit seiner Hilfe ist die Bestimmung eines Nadelbaums möglich.

Antwort: Tannenzapfen

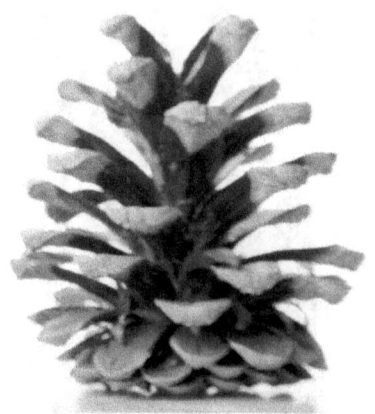

1. Gesucht wird die Bezeichnung für eine bestimmte Menschengruppe.
2. Sie geht auf das Matthäusevangelium zurück und ist ein Brauch aus dem 16. Jahrhundert.
3. Ihre Aufgabe ist es, Segen zu bringen und Spenden für Wohltätigkeitsprojekte zu sammeln.
4. Bekleidet in bestimmten Gewändern zieht man von Haus zu Haus.
5. Mit Kreide werden bestimmte Buchstaben an die Tür der besuchten Häuser geschrieben.
6. Es wird ein Lied gesungen.
7. Die Namen lauten Caspar, Melchior und Balthasar.

Antwort: Sternsinger

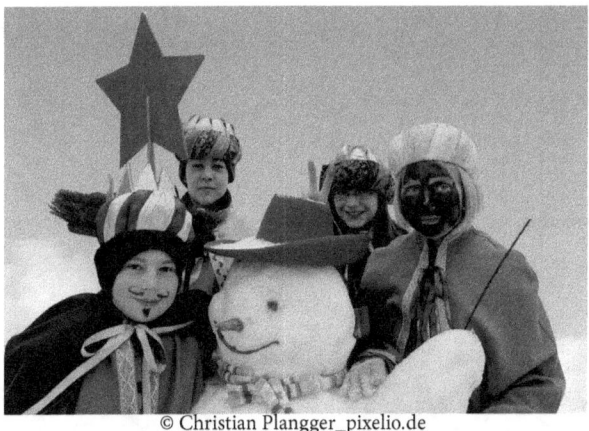

© Christian Plangger_pixelio.de

Wichtige Hinweise

Alle Angaben in diesem Buch wurden sorgfältig und nach bestem Wissen erstellt und erfolgen ohne Verpflichtung oder Garantie der Autorin und des Verlages. Sie übernehmen keine Verantwortung und Haftung für das Gelingen, sowie für Personen-, Sach- und Vermögensschäden.

Bildnachweise:

Titelbild – © shorena/vectorstock.com

Bild 1 Schneeball - © PublicDomainPictures/pixabay.com
Bild 2 Schneeglöckchen - © Kathy2408/pixabay.com
Bild 3 Mütze - © Pezibear/pixabay.com
Bild 4 Winterspeck - © creades/pixabay.com
Bild 5 Schnee - © jarmoluk/pixabay.com
Bild 6 Vogelhäuschen - © Schreib-Engel/pixabay.com
Bild 7 Stricken - © Jne Valokuvaus/pixabay.com
Bild 8 Heizung - © Gorvik/pixabay.com
Bild 9 Winterschlussverkauf - © blickpixel/pixabay.com
Bild 10 Grünkohl - © WikimediaImages/pixabay.com
Bild 11 Iglu - © Clker-Free-Vector-Images/pixabay.com
Bild 12 Handschuhe - © MariaGodfrida/pixabay.com
Bild 13 Eiskristall - © geralt/pixabay.com
Bild 14 Grippe - © 4330009/pixabay.com
Bild 15 Schneemann - © Natalia_Kollegova/pixabay.com
Bild 16 Januar - © cfletcher92/pixabay.com
Bild 17 Aschermittwoch - © Myriams-Fotos/pixabay.com
Bild 18 Glatteis - © geralt/pixabay.com
Bild 19 Skier - © Hans/pixabay.com
Bild 20 Hustenbonbons - © EME/pixabay.com
Bild 21 Feuerwerk - © nickgesell/pixabay.com
Bild 22 Eisblumen - © rikkerst/pixabay.com
Bild 23 Winterschlaf - © Clker-Free-Vector-Images/pixabay.com
Bild 24 Schal - © Viktoriia Panchenko/shutterstock.com
Bild 25 Ohrenwärmer - © StockSnap/pixabay.com
Bild 26 Eiszapfen - © HoliHo/pixabay.com
Bild 27 Adventskranz - @ FinepixS3/pixabay.com
Bild 28 Heizdecke - © Olga Popova/shutterstock.com
Bild 29 Pelzmantel - © klimkin/pixabay.com
Bild 30 Wintereinbruch - © erge/pixabay.com
Bild 31 Schlitten - © foturo/pixabay.com
Bild 32 Karneval - © Couleur/pixabay.com
Bild 33 Schneeketten - © pixel2013/pixabay.com
Bild 34 Schneebesen - © InspiredImages/pixabay.com
Bild 35 Pullover - © sferrario1968/pixabay.com
Bild 36 Schneeballschlacht - © jill111/pixabay.com
Bild 37 Winterreifen - © Pixaline/pixabay.com
Bild 38 Vogelfutter - © Oldiefan/pixabay.com
Bild 39 Schlittschuhe - © manfredrichter/pixabay.com
Bild 40 Schneedecke - © PublicDomainPictures/pixabay.com
Bild 41 Schneeschaufel - © congerdesign/pixabay.com
Bild 42 Winterschuhe - © Hans/pixabay.com
Bild 43 Silvester - © stux/pixabay.com
Bild 44 Winterjacke - © Pexels/pixabay.com
Bild 45 Streusalz – © pixel2013/pixabay.com
Bild 46 Minustemperatur - © OpenClipart-Vectors/pixabay.com
Bild 47 Tee - © RitaE/pixabay.com
Bild 48 Eiskratzer - © HeikoAL/pixabay.com
Bild 49 Tannenzapfen - © andreas160578/pixabay.com
Bild 50 Sternsinger - © Christian Plangger/pixelio.de

1. Auflage 2018
Herausgeber und Copyright©:
Nesterenko Verlag UG (haftungsbeschränkt)
Quastenhornweg 2a
14089 Berlin

www.ingramcontent.com/pod-product-compliance
Lightning Source LLC
Chambersburg PA
CBHW071436220526
45469CB00004B/1562